Ich spreche dich mit „du" an, da es meistens die Schwangeren sind, die sich damit beschäftigen.

Wenn ihr das Buch als Paar gemeinsam ausfüllt, seht das „du" bitte als „ihr" an.

Bereit?

Dann wollen wir mal loslegen.

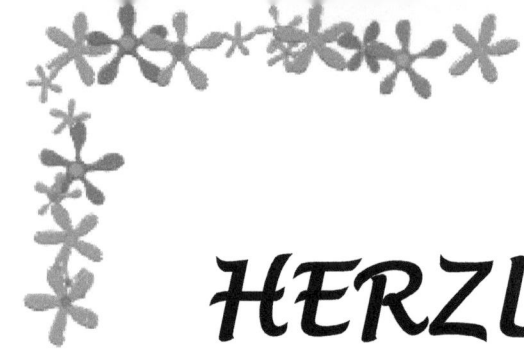

HERZLICHEN GLÜCKWUNSCH

~

Du bist schwanger!

Dein Schwangerschaftsbuch

Herzlichen Glückwunsch zu deiner Schwangerschaft oder deren Planung!

Um dieses besondere Ereignis bestmöglich in Erinnerung zu behalten, habe ich für dich dieses Buch gemacht. Hier kannst du alle wichtigen Veränderungen, Notizen, Erfahrungen und Gedanken für die Zukunft festhalten.

Selbstverständlich ist auch Platz für Bilder. Du bekommst einige Fragen und Vorgaben zum Ausfüllen, genauso auch freien Platz für eigene Informationen, Skizzen, Zeichnungen, Aufkleber u.v.m.

Du kannst alle Fragen kurz und knapp oder sehr ausführlich beantworten und noch etwas außenherum berichten. So wie es für dich als Erinnerung für später angenehm ist. Verziere gerne dieses Buch nach deinem Geschmack.

Wann hast du es erfahren?

Wie hast du es erfahren?

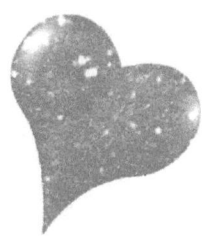

Hast du es vorher schon gemerkt, wenn ja, wie?

Wie lange hast du darauf gewartet oder war es ein unerwartetes Geschenk des Himmels?

Wo hast du den Schwangerschaftstest gemacht?

Hast du ihn selbst gekauft oder kaufen lassen?

Hast du allein drauf geschaut?

Auf der nächsten Seite kannst du ein Foto deines positiven Schwangerschaftstestes einkleben.

Hier hast du noch Platz für Notizen:

Zu welchem Arzt / welcher Ärztin wirst du während deiner Schwangerschaft gehen?

Wenn du magst, darfst du ihn/sie hier unterschreiben lassen und/oder einen Stempel hineinsetzen lassen. Vielleicht sogar ein Foto?

Auf den kommenden Seiten hast du Platz für die Namensfindung.

Jungennamen:

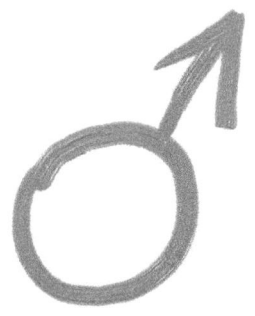

Auf den kommenden Seiten hast du Platz für die Namensfindung.

Mädchennamen:

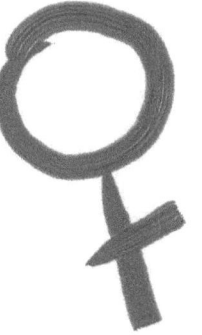

Hier hast du hoffentlich ausreichend Platz für deine Wunschliste für all die Dinge, die du nun brauchen wirst:

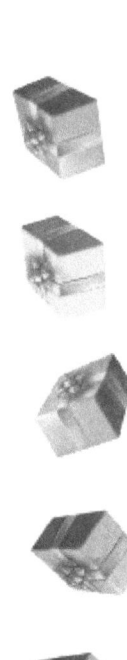

Der 1. Monat

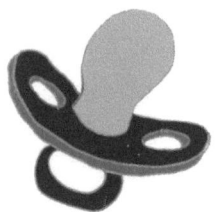

Wie war deine 1. Vorsorgeuntersuchung in dieser Schwangerschaft?

Klebe auf der nächsten Seite ein Bild von deinem Bauch ein, auch wenn du noch keine Veränderung erkennen kannst.

Erzähle hier etwas zu dem Foto:

Wem hast du schon deine Schwangerschaft verraten und warum?

Wie geht es dir mit dem Wissen, schwanger zu sein?

Hast du Probleme mit Übelkeit, Müdigkeit oder sonstige Beschwerden?

Was geht dir alles im Kopf herum?

Hat sich schon irgendetwas verändert, dein Geschmack was Essen oder Kleidung angeht?

Wie sind deine Launen? Merkst du eine Veränderung zu sonst?

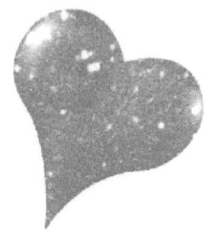

Dein persönliches Tagebuch über die 1. Schwangerschaftswoche - hier kannst du deine Highlights eintragen:

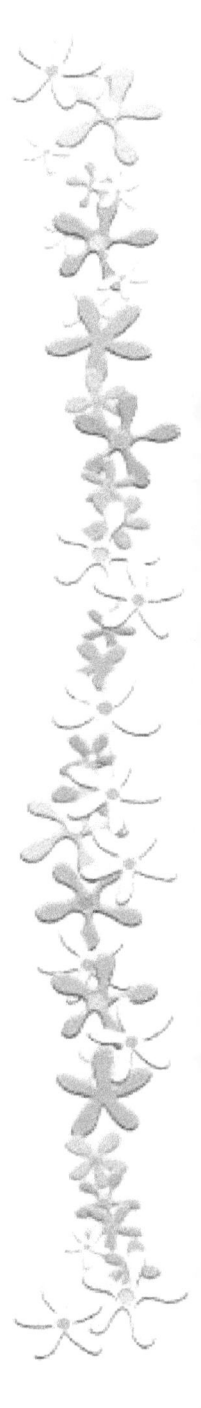

Dein persönliches Tagebuch über die 2. Schwangerschaftswoche - hier kannst du deine Highlights eintragen:

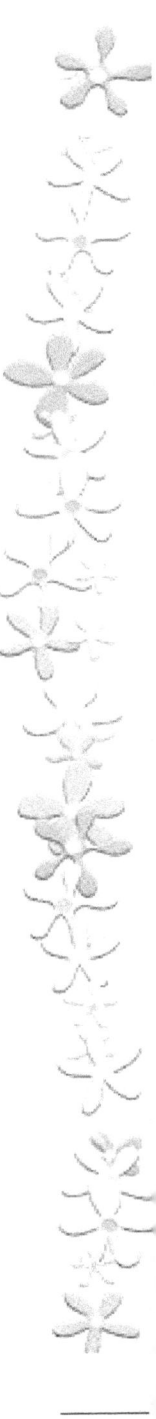

Dein persönliches Tagebuch über die 3. Schwangerschaftswoche - hier kannst du deine Highlights eintragen:

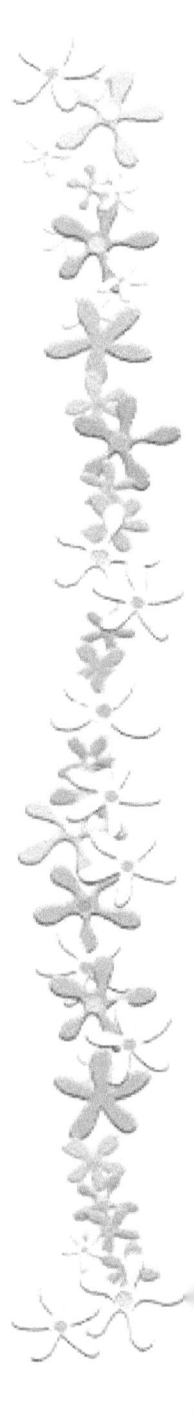

Dein persönliches Tagebuch über die 4. Schwangerschaftswoche – hier kannst du deine Highlights eintragen:

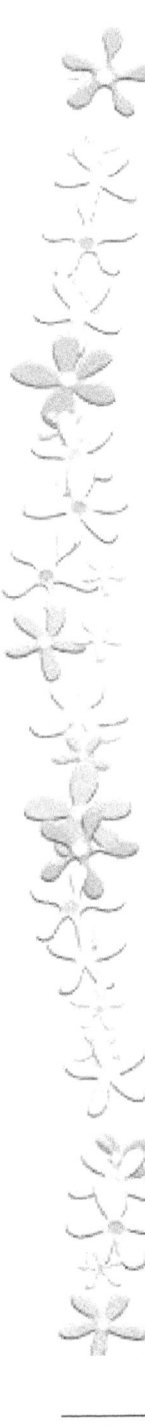

2. Monat

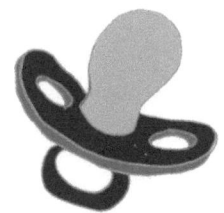

Hast du Probleme mit Übelkeit oder sonstige Beschwerden?

Bemerkst du, dass dein Körper sehr müde ist? Gönnst du dir ausreichend Ruhe?

Klebe auf der nächsten Seite ein Bild von deinem Bauch ein, auch wenn du noch keine Veränderung erkennen kannst.

Erzähle hier etwas zu dem Foto:

Hat sich schon irgendetwas verändert, dein Geschmack was Essen oder Kleidung angeht?

Wie war deine Vorsorgeuntersuchung in diesem Schwangerschaftsmonat?

Welche Gedanken fliegen dir zurzeit durch den Kopf?

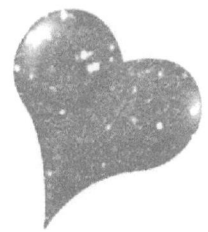

Dein persönliches Tagebuch über die 5. Schwangerschaftswoche – hier kannst du deine Highlights eintragen:

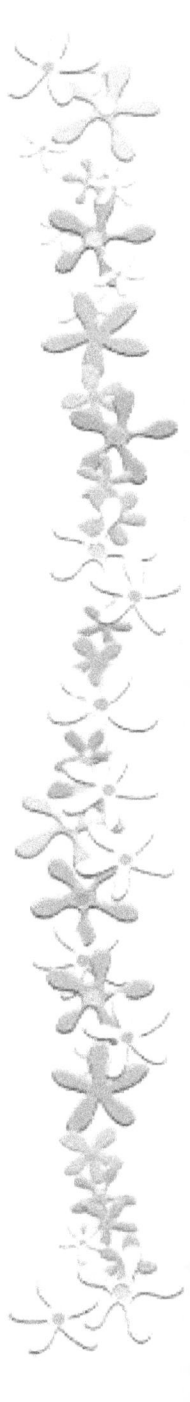

Dein persönliches Tagebuch über die 6. Schwangerschaftswoche – hier kannst du deine Highlights eintragen:

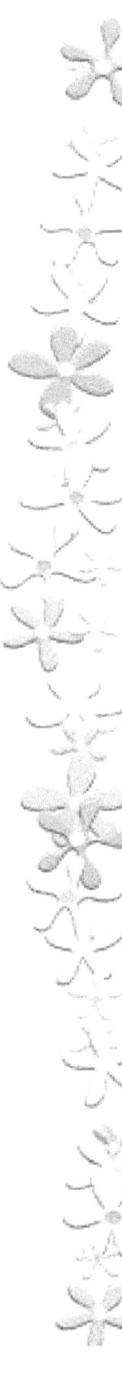

Dein persönliches Tagebuch über die 7. Schwangerschaftswoche - hier kannst du deine Highlights eintragen:

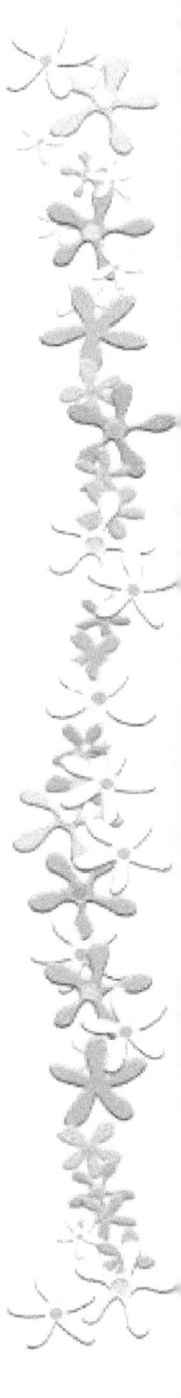

Dein persönliches Tagebuch über die 8. Schwangerschaftswoche – hier kannst du deine Highlights eintragen:

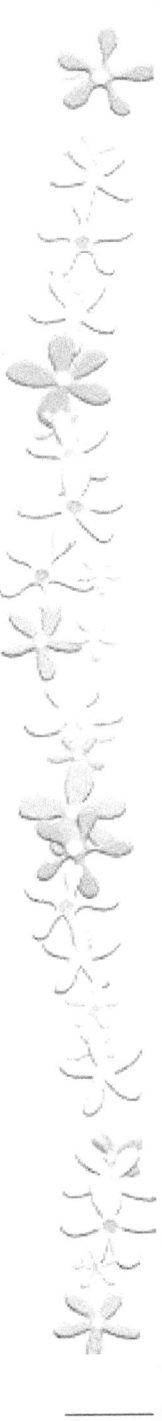

3. Monat

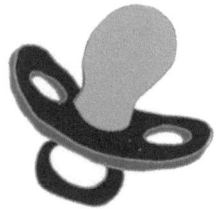

Hast du neue Eigenheiten oder Gewohnheiten entwickelt?

Bist du gereizter als sonst?

Klebe auf der nächsten Seite ein Bild von deinem Bauch ein, auch wenn du noch keine Veränderung erkennen kannst.

Erzähle hier etwas zu dem Foto:

Hast du Probleme mit Übelkeit, Müdigkeit oder sonstige Beschwerden?

Hast du auf Grund deiner Schwangerschaft neue Leute kennengelernt?

Was ist dein Lieblingsessen – magst du etwas nicht mehr, was du sonst gerne gegessen hast?

Auf der nächsten Seite hast du Platz für dein 1. Ultraschallfoto. Gerne kannst du dir hier noch Notizen dazu machen:

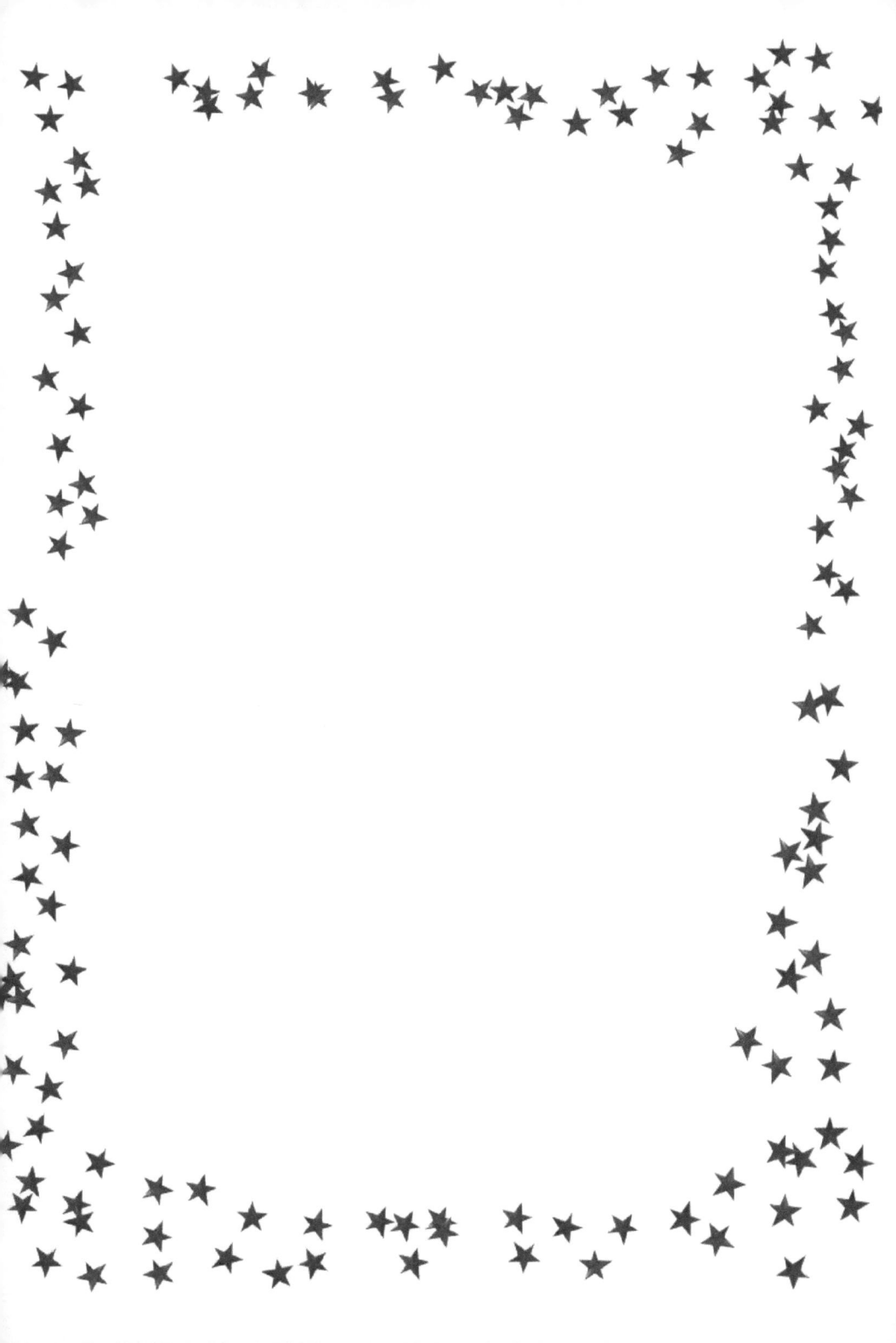

Dein persönliches Tagebuch über die 9. Schwangerschaftswoche – hier kannst du deine Highlights eintragen:

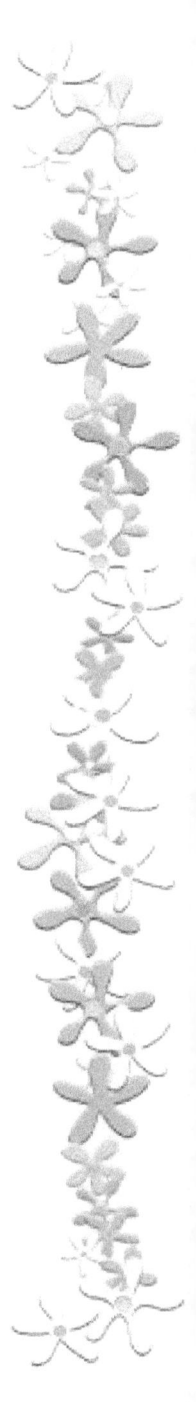

Dein persönliches Tagebuch über die 10. Schwangerschaftswoche - hier kannst du deine Highlights eintragen:

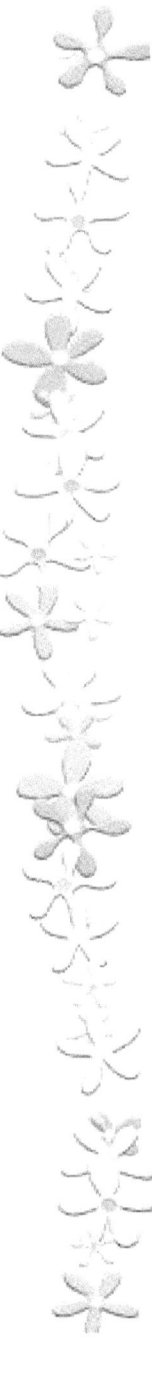

Dein persönliches Tagebuch über die 11. Schwangerschaftswoche - hier kannst du deine Highlights eintragen:

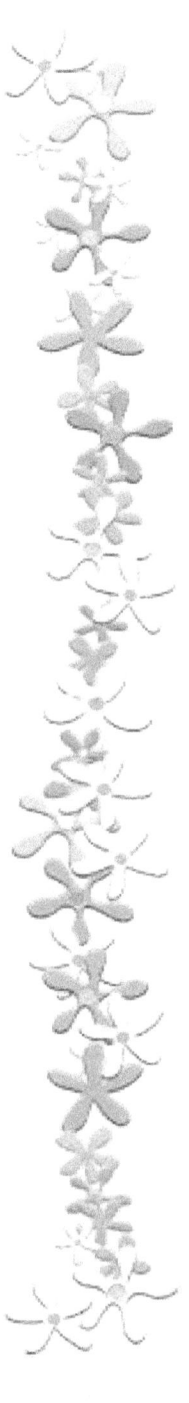

Dein persönliches Tagebuch über die 12. Schwangerschaftswoche – hier kannst du deine Highlights eintragen:

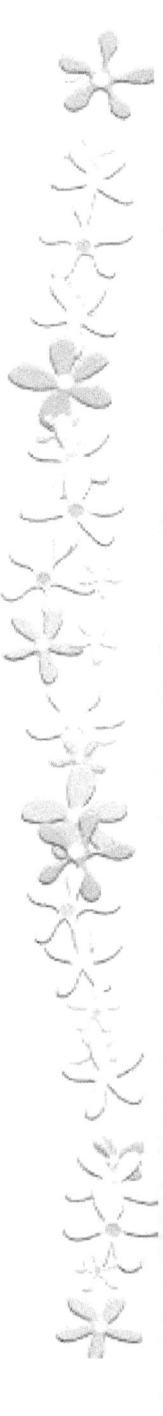

4. Monat

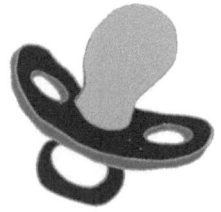

*Achtest du auch auf genug Entspannung?
Was tust du dafür?*

Klebe auf der nächsten Seite ein Bild von deinem Bauch ein.

Erzähle hier etwas zu dem Foto:

Wie war deine Vorsorgeuntersuchung in diesem Schwangerschaftsmonat?

Wirst du eine Nackenfaltenmessung & eine Fruchtwasseruntersuchung durchführen lassen?

Hast du schon eine Hebamme ausgesucht?
Erzähle etwas über sie:

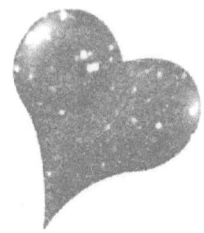

Was ist dein Lieblingsessen – magst du etwas nicht mehr, was du sonst gerne gegessen hast?

Hast du schon Bewegungen von deinem Kind wahrnehmen können? Vielleicht einen Schluckauf? Erzähle etwas darüber:

Vergiss dich nicht bei der Schwangerschaft. Sport tut gut. Kläre mit deinem Arzt/deiner Ärztin, was gut und schonend für dich ist. Notiere, was du machen möchtest:

Dein persönliches Tagebuch über die 13. Schwangerschaftswoche – hier kannst du deine Highlights eintragen:

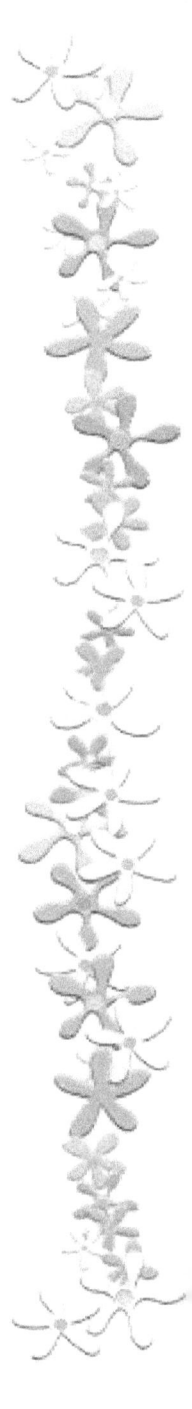

Dein persönliches Tagebuch über die 14. Schwangerschaftswoche – hier kannst du deine Highlights eintragen:

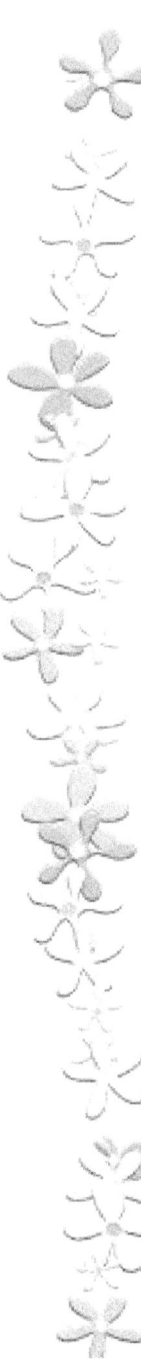

Dein persönliches Tagebuch über die 15. Schwangerschaftswoche - hier kannst du deine Highlights eintragen:

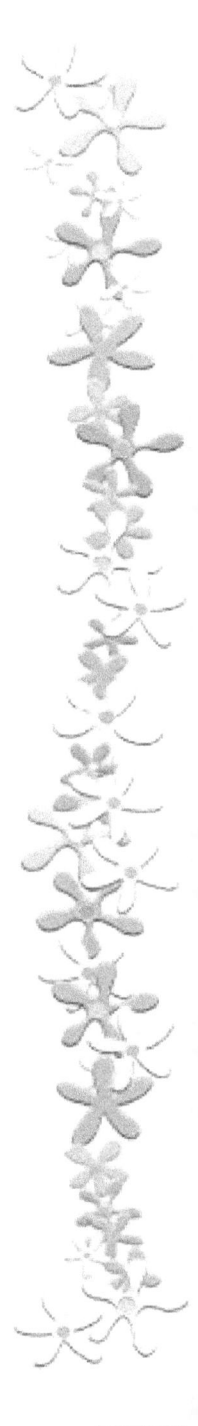

Dein persönliches Tagebuch über die 16. Schwangerschaftswoche - hier kannst du deine Highlights eintragen:

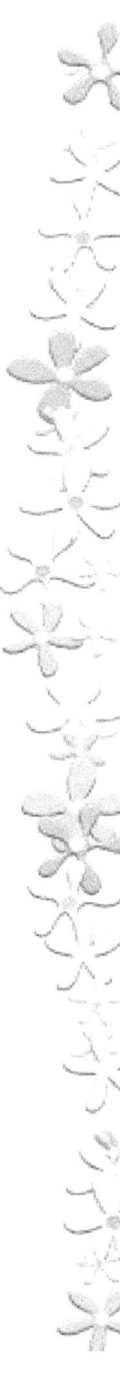

5. Monat

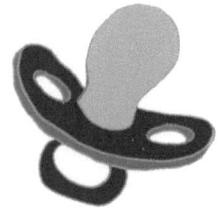

Was ist dein Lieblingsessen – magst du etwas nicht mehr, was du sonst gerne gegessen hast?

Klebe auf der nächsten Seite ein Bild von deinem Bauch ein.

Erzähle hier etwas zu dem Foto:

Auf der nächsten Seite hast du Platz für dein 2. Ultraschallfoto. Gerne kannst du dir hier noch Notizen dazu machen:

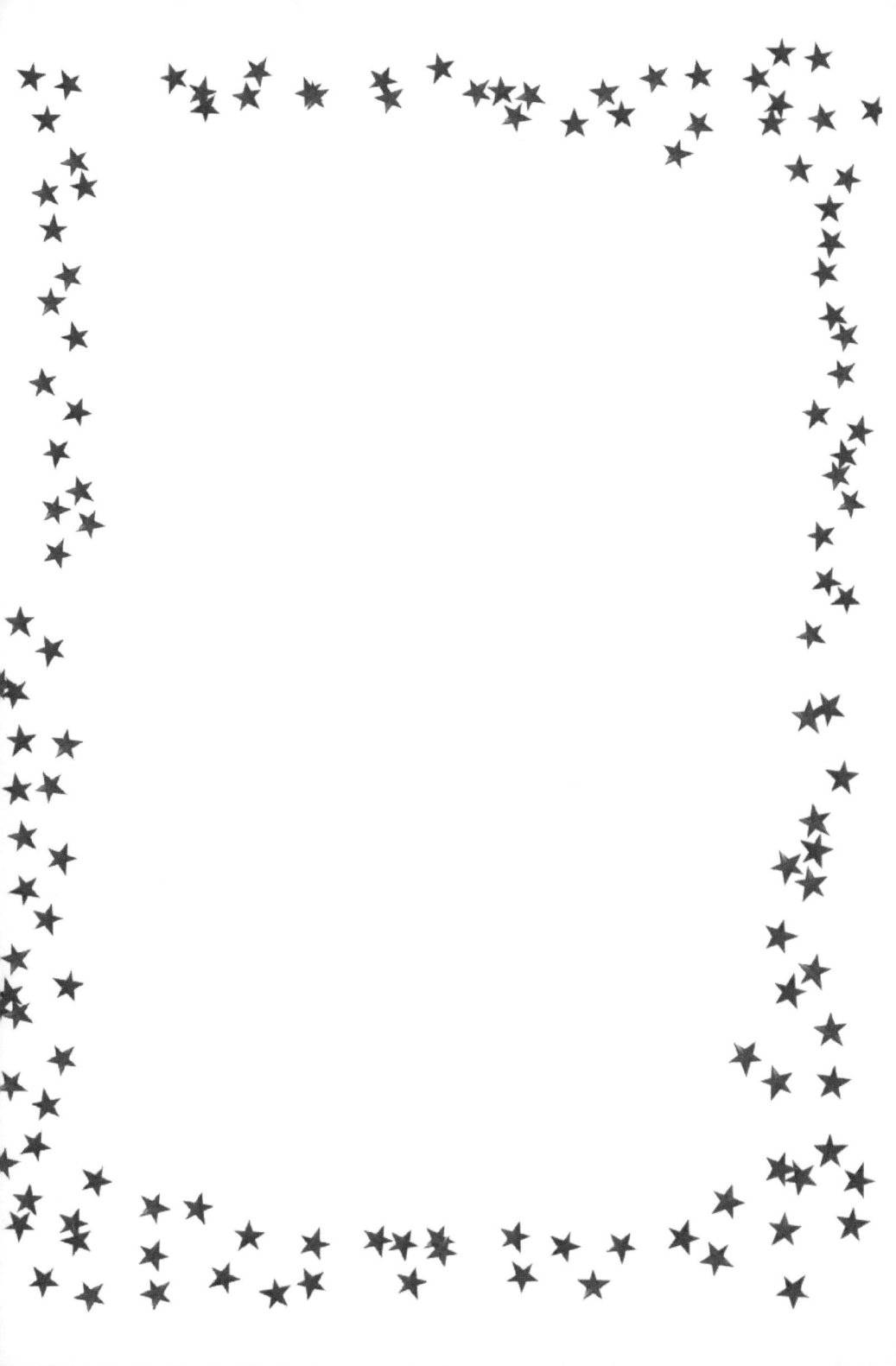

Welche Bewegungen konntest du von deinem Kind bisher wahrnehmen?

Hast du dir schon Umstandskleidung zugelegt?

Wirst du zu bestimmten Zeiten nachts wach?

Wurdest du schon von fremden Menschen auf deine Schwangerschaft angesprochen? Erzähle etwas darüber.

Hat bei dir der Nestbautrieb schon begonnen? Erzähle darüber:

Möchtest du wissen, ob es ein Junge oder ein Mädchen wird?

Wenn ja, trage hier ein, was es wird:

Dein persönliches Tagebuch über die 17. Schwangerschaftswoche – hier kannst du deine Highlights eintragen:

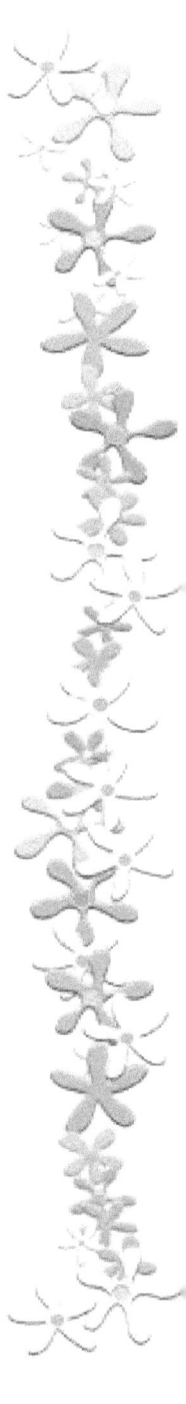

Dein persönliches Tagebuch über die 18. Schwangerschaftswoche – hier kannst du deine Highlights eintragen:

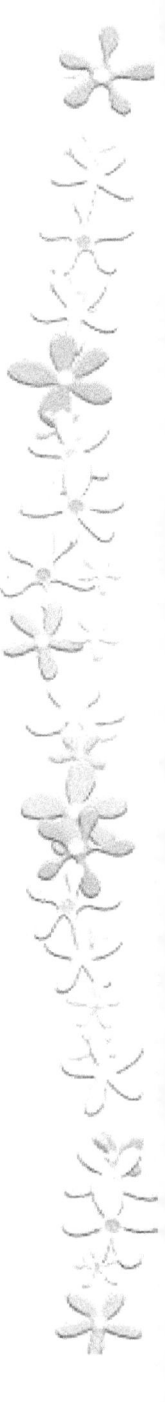

Dein persönliches Tagebuch über die 19. Schwangerschaftswoche – hier kannst du deine Highlights eintragen:

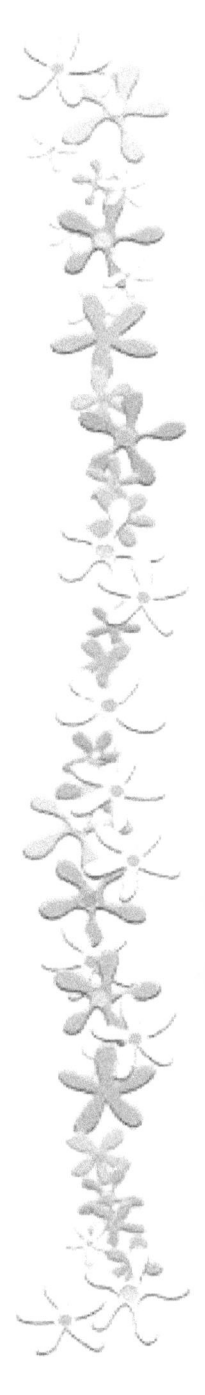

Dein persönliches Tagebuch über die 20. Schwangerschaftswoche – hier kannst du deine Highlights eintragen:

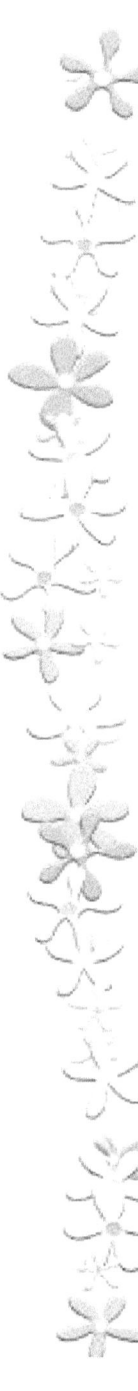

6. Monat

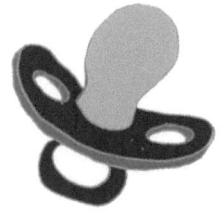

Hast du auf Grund deiner Schwangerschaft weitere neue Leute kennengelernt?

Klebe auf der nächsten Seite ein Bild von deinem Bauch ein.

Erzähle hier etwas zu dem Foto:

Hast du schon ein Krankenhaus ausgesucht? Wenn ja welches, und warum? Wenn nicht, welche kämen in Frage?

Was ist dein Lieblingsessen – magst du etwas nicht mehr, was du sonst gerne gegessen hast?

Weißt du schon, welche Art von Geburt du, wenn möglich, wählen wirst?

Wie war deine Vorsorgeuntersuchung in diesem Schwangerschaftsmonat?

Hast du auf Grund deiner Schwangerschaft neue Gewohnheiten an den Tag gelegt? Hast du dich weiterentwickelt?

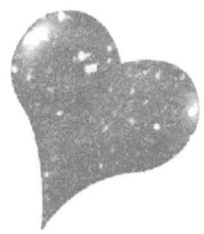

Hat dein Kind bereits im Mutterleib Eigenschaften entwickelt? Ist es eher aktiv oder ruhig?

Gönnst du dir ausreichend Ruhe?

Wie verläuft deine Gewichtszunahme in der Schwangerschaft?

Dein persönliches Tagebuch über die 21. Schwangerschaftswoche – hier kannst du deine Highlights eintragen:

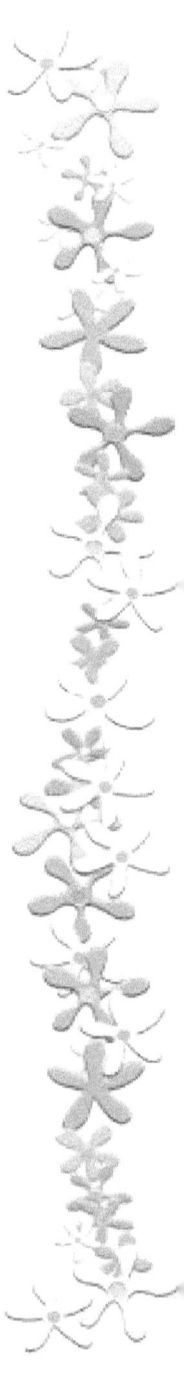

Dein persönliches Tagebuch über die 22. Schwangerschaftswoche - hier kannst du deine Highlights eintragen:

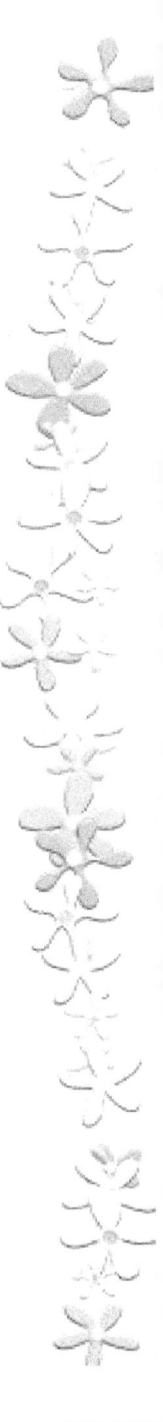

Dein persönliches Tagebuch über die 23. Schwangerschaftswoche – hier kannst du deine Highlights eintragen:

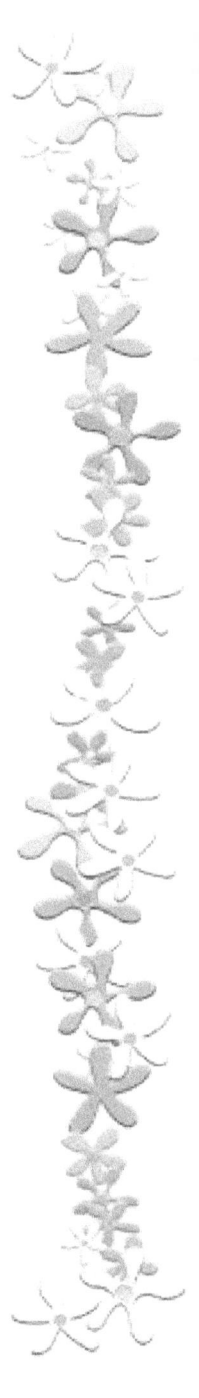

Dein persönliches Tagebuch über die 24. Schwangerschaftswoche – hier kannst du deine Highlights eintragen:

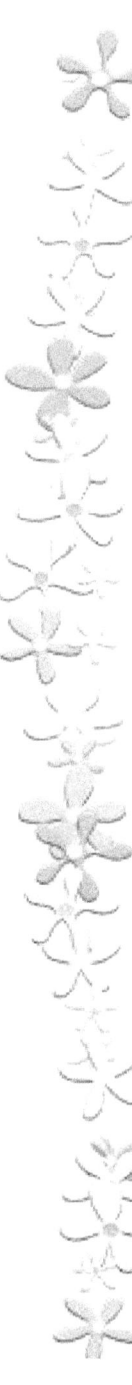

7. Monat

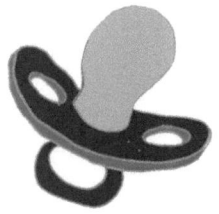

Was ist dein Lieblingsessen – magst du etwas nicht mehr, was du sonst gerne gegessen hast?

Klebe auf der nächsten Seite ein Bild von deinem Bauch ein.

Erzähle hier etwas zu dem Foto:

Wie war deine Vorsorgeuntersuchung in diesem Schwangerschaftsmonat?

Hast du schon einen Kinderwagen?

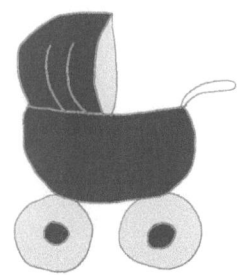

Hast du dich bereits über einen Geburtsvorbereitungskurs informiert? Wenn ja, wann geht es los? Erzähle etwas darüber.

Dein persönliches Tagebuch über die 25. Schwangerschaftswoche – hier kannst du deine Highlights eintragen:

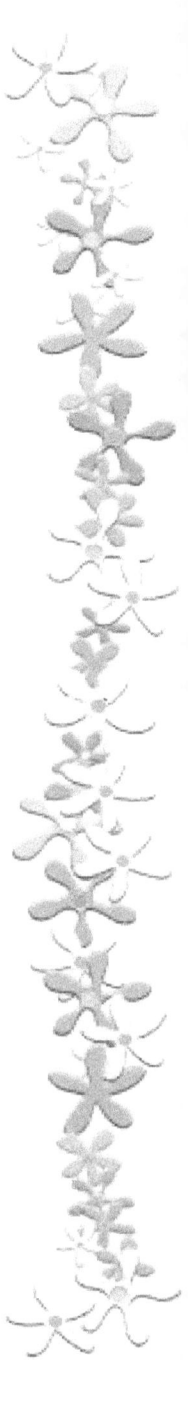

Dein persönliches Tagebuch über die 26. Schwangerschaftswoche – hier kannst du deine Highlights eintragen:

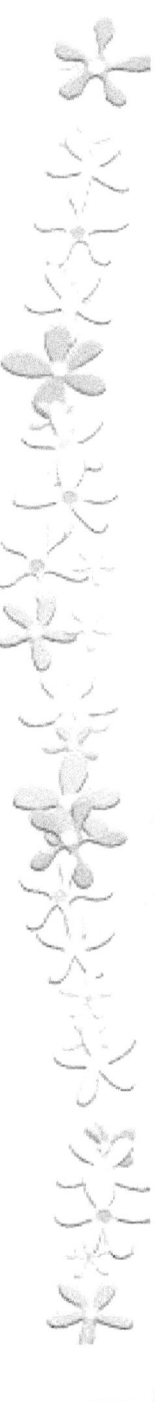

Dein persönliches Tagebuch über die 27. Schwangerschaftswoche – hier kannst du deine Highlights eintragen:

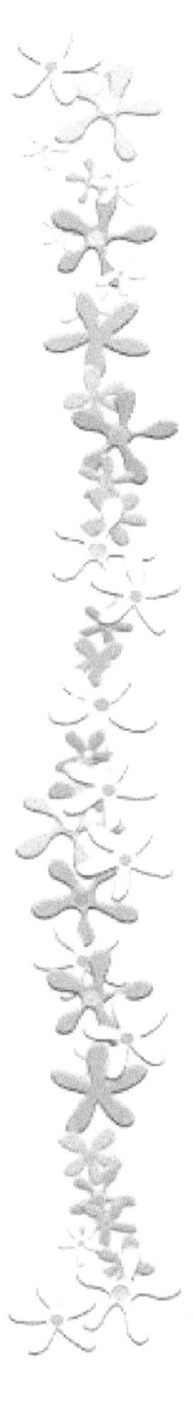

Dein persönliches Tagebuch über die 28. Schwangerschaftswoche – hier kannst du deine Highlights eintragen:

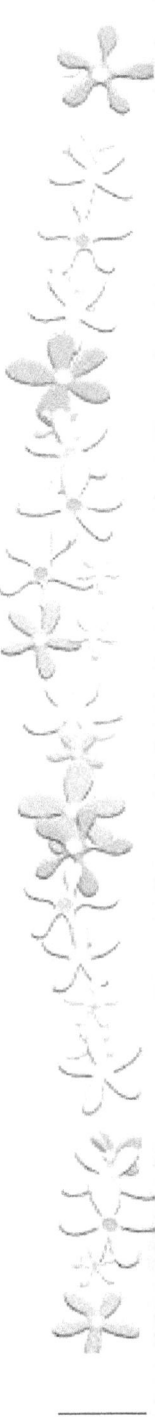

8. Monat

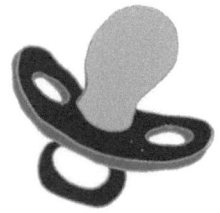

Wie wäre es mit einem Gipsabdruck von deinem Bauch mit anschließendem Gestalten (zum Beispiel bemalen oder bekleben)?

Klebe auf der nächsten Seite ein Bild von deinem Bauch ein.

Erzähle hier etwas zu dem Foto:

Entwirf ein lustiges Shirt für dich als Schwangere. Male es hier auf:

Entwirf ein lustiges Shirt für dein Baby. Male es hier auf:

Auf der nächsten Seite hast du Platz für dein 3. Ultraschallfoto. Gerne kannst du dir hier noch Notizen dazu machen:

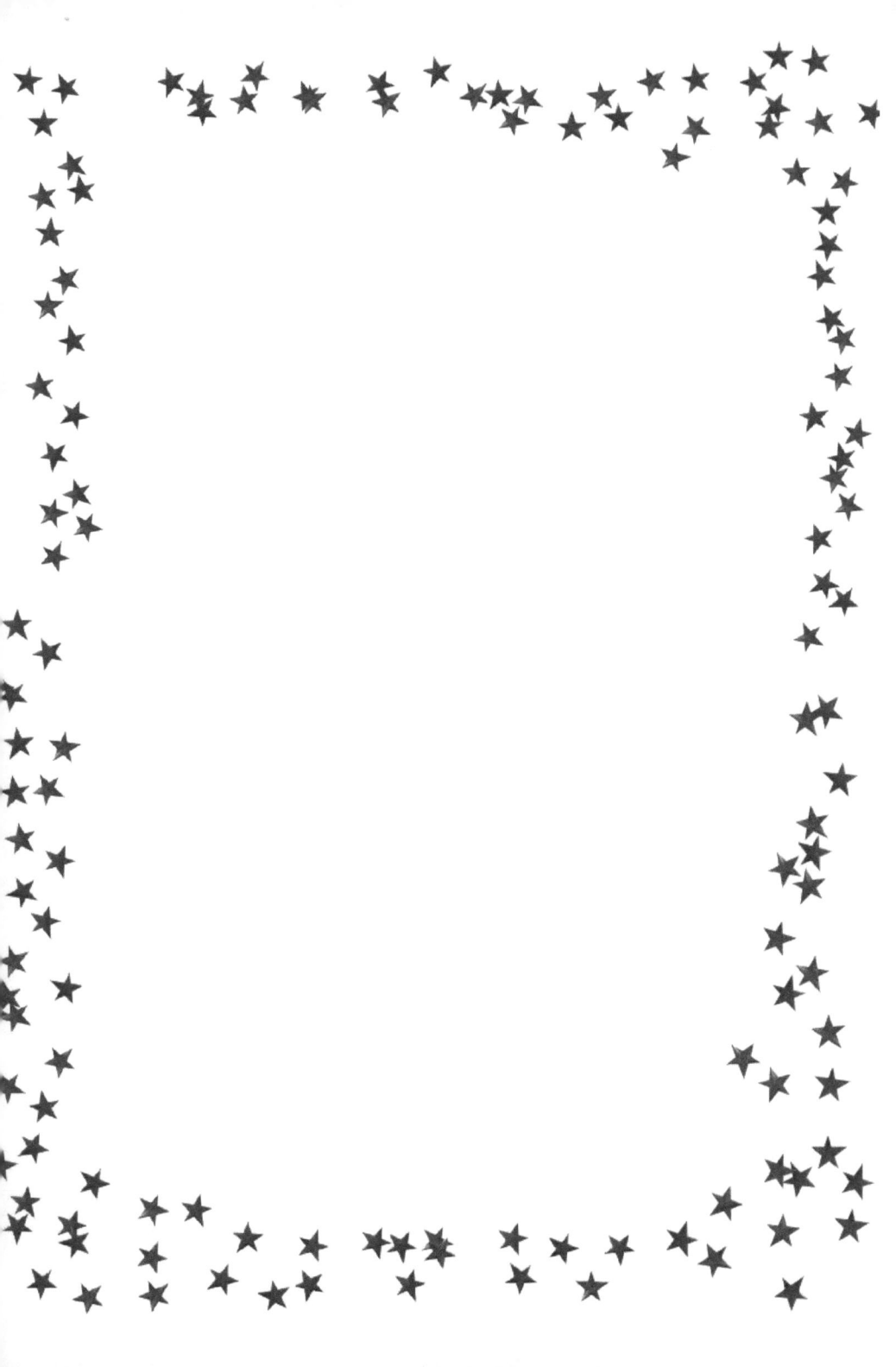

Was ist dein Lieblingsessen – magst du etwas nicht mehr, was du sonst gerne gegessen hast?

Hast du bereits Vorwehen gespürt? Erzähle darüber.

Dein persönliches Tagebuch über die 29. Schwangerschaftswoche - hier kannst du deine Highlights eintragen:

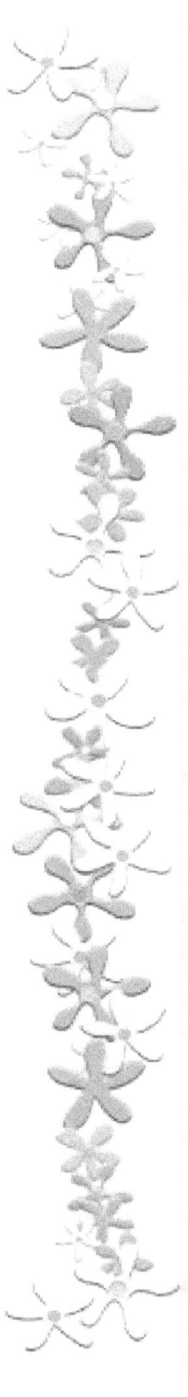

Dein persönliches Tagebuch über die 30. Schwangerschaftswoche – hier kannst du deine Highlights eintragen:

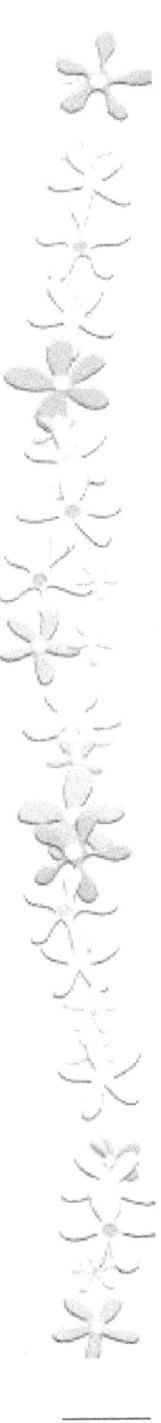

Dein persönliches Tagebuch über die 31. Schwangerschaftswoche - hier kannst du deine Highlights eintragen:

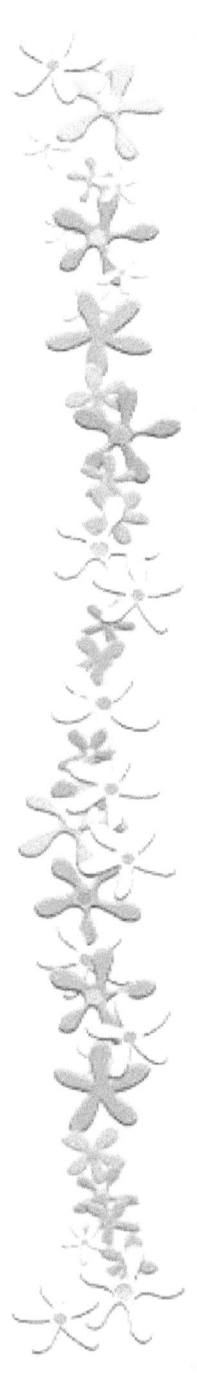

Dein persönliches Tagebuch über die 32. Schwangerschaftswoche – hier kannst du deine Highlights eintragen:

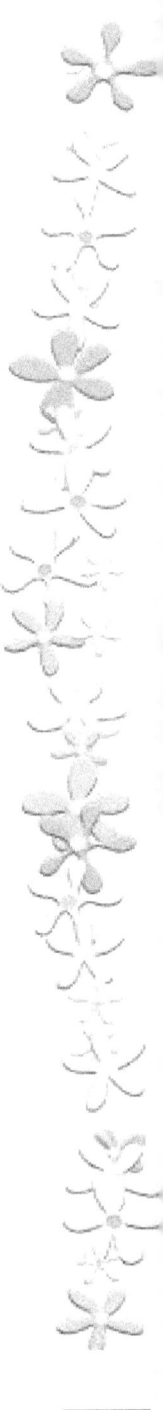

9. Monat

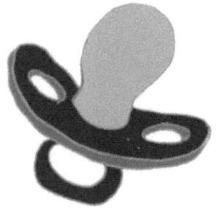

Wie waren deine Vorsorgeuntersuchungen in diesem Schwangerschaftsmonat? Hast du alle wichtigen Untersuchen durchführen lassen?

Klebe auf der nächsten Seite ein Bild von deinem Bauch ein.

Erzähle hier etwas zu dem Foto:

Nutze deinen Mutterschutz. Wann ist es soweit? Wie geht es dir damit?

Was ist dein Lieblingsessen – magst du etwas nicht mehr, was du sonst gerne gegessen hast?

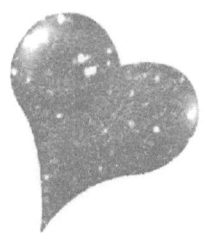

Hat sich dein Bauchnabel schon verändert? Klebe auf der nächsten Seite ein Foto ein.

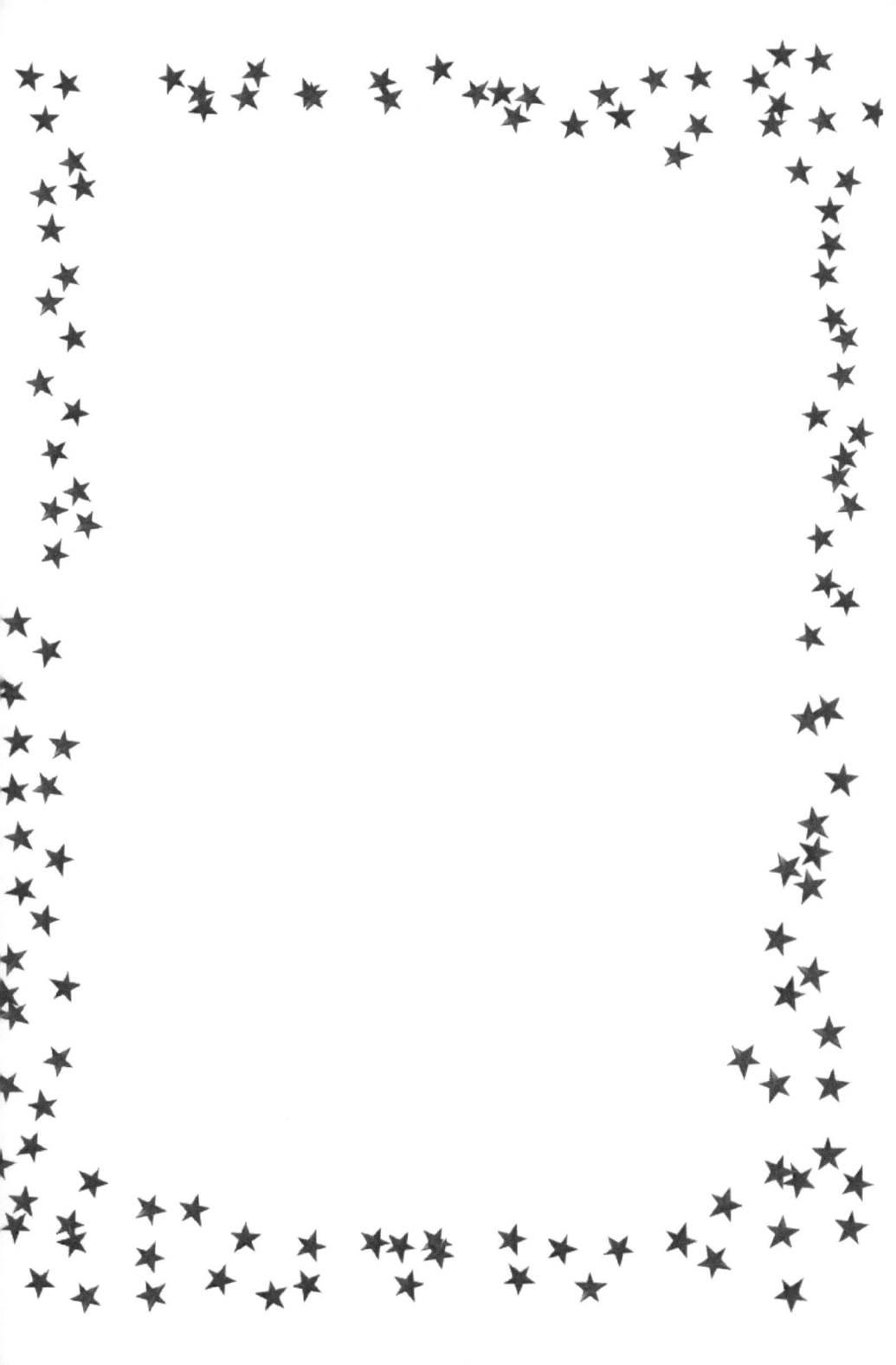

Dein persönliches Tagebuch über die 33. Schwangerschaftswoche - hier kannst du deine Highlights eintragen:

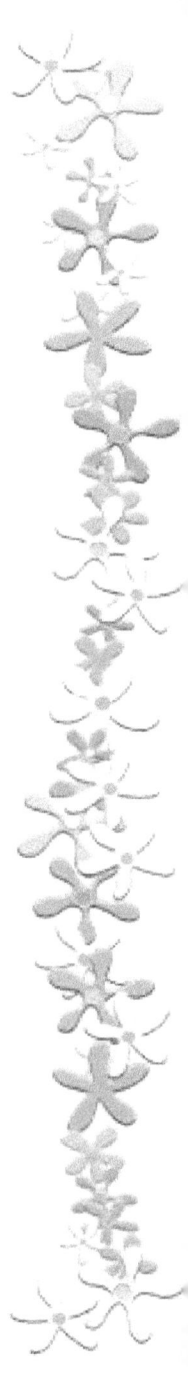

Dein persönliches Tagebuch über die 34. Schwangerschaftswoche – hier kannst du deine Highlights eintragen:

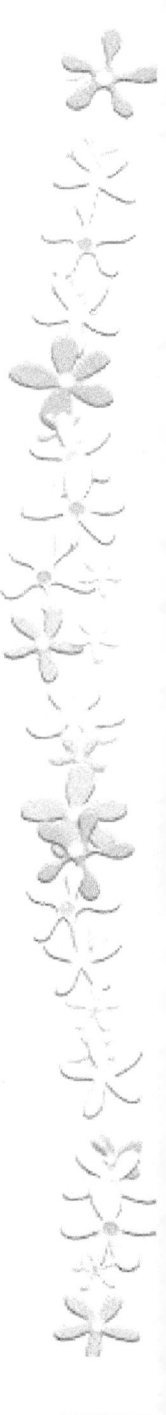

Dein persönliches Tagebuch über die 35. Schwangerschaftswoche - hier kannst du deine Highlights eintragen:

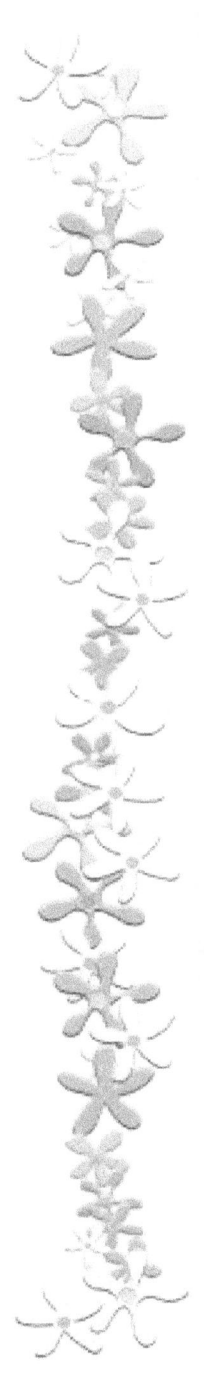

Dein persönliches Tagebuch über die 36. Schwangerschaftswoche (oder länger) - hier kannst du deine Highlights eintragen:

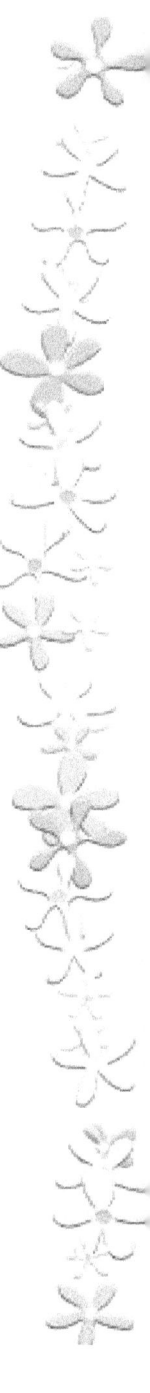

Die Geburt

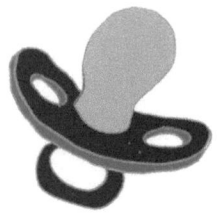

Wie war die Geburt für dich? Ist alles nach Plan gelaufen? Wie lange hat sie gedauert? Erzähle etwas darüber:

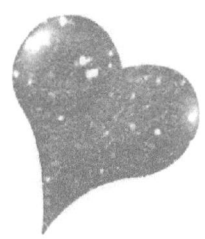

Dein Baby

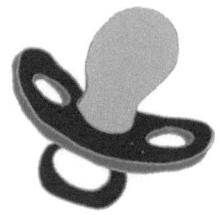

Name:

Größe:

Gewicht:

Kopfumfang:

Geburtstag & Uhrzeit:

Klebe auf der nächsten Seite das 1. Foto deines Babys ein.

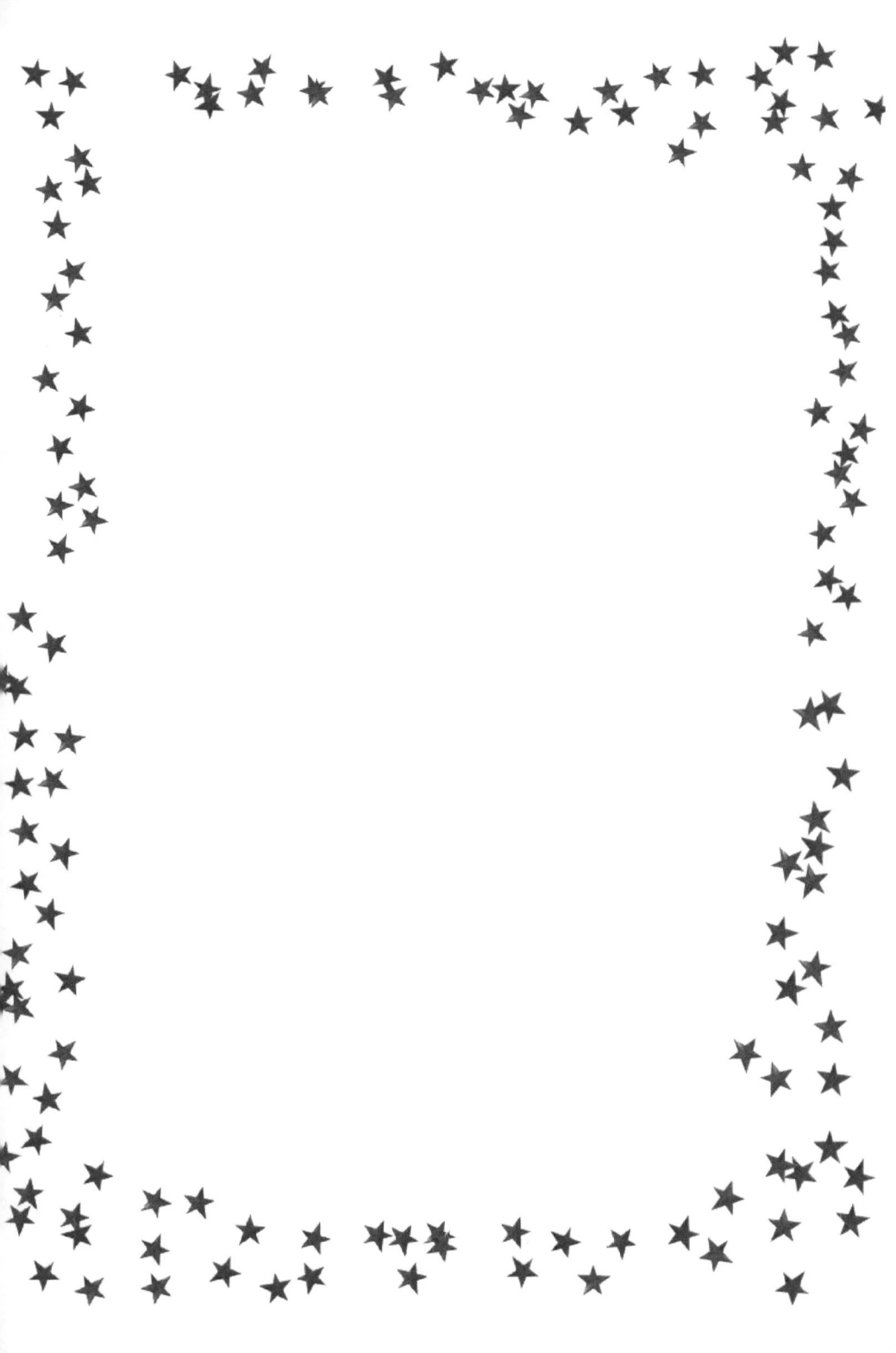

Ich wünsche euch für eure Zukunft alles Gute und viele unvergessliche, wunderschöne Stunden.

Deine Danita.

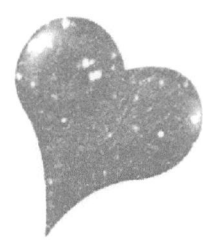

Herstellung und Verlag:
BoD - Books on Demand, Norderstedt
ISBN 978-3-7412-4060-7